ISBN 978-3-528-07986-4   ISBN 978-3-663-15816-5 (eBook)
DOI 10.1007/978-3-663-15816-5

Inhaltsverzeichnis

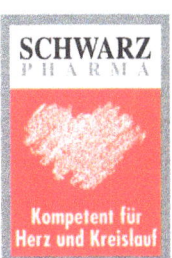

Einführung oder warum Sie diese Broschüre lesen sollten	2
Der Blutkreislauf, was ist das überhaupt?	4
Wie funktioniert das Herz?	10
Die koronare Herzkrankheit	13
Wie macht sich die koronare Herzkrankheit bemerkbar? Wie stellt man sie fest?	14
Wie wird eine Herzmuskeldurchblutungsstörung festgestellt? Die Diagnosen der koronaren Herzkrankheit	18
Welche Behandlungsmöglichkeiten stehen für die koronare Herzkrankheit zur Verfügung?	22
• Herzmedikamente	22
• Medikamente mit Einfluß auf die Blutgerinnung	22
• Medikamente mit Einfluß auf die Durchblutung der Herzkranzschlagadern	24
• Die Beseitigung von Verengungen	26
Die Risikofaktoren und was man tun kann, um sie zu beseitigen	30
Kalorienverbrauchstabelle	32

 Einführung oder warum Sie diese Broschüre lesen sollten

Ihr Arzt hat bei Ihnen eine Durchblutungsstörung des Herzens (eine koronare Herzkrankheit) festgestellt; vielleicht haben Sie auch eine Herzoperation, eine Ballondilatation oder eine Bypass-Operation durchgemacht. Viele neue Begriffe, die auf Sie einstürmen, viele Fragen, die sich Ihnen stellen und mit denen Sie sich jetzt befassen müssen. Eine Herzkrankheit ist schließlich eine ernste Sache, denn wir haben nur dieses eine Herz. Viele Patienten sind deshalb erheblich verunsichert, wenn sie plötzlich einer solchen Krankheit gegenüberstehen. Alle diese Fragen kann Ihnen Ihr Arzt beantworten. Aber häufig bleiben nach dem Gespräch doch zahlreiche Punkte offen. Diese Broschüre soll Ihnen helfen, Fragen, Probleme und Hintergründe nachzulesen und dadurch viele Dinge besser zu verstehen, die mit Ihrer Herzkrankheit zusammenhängen, um am Ende Ihr eigenes Verhalten zu verändern.

Vielleicht denken Sie, wenn Sie nun schon Durchblutungsstörungen haben, wenn das Kind gewissermaßen schon in den Brunnen gefallen ist, dann ist es auch zu spät, noch auf richtiges Verhalten zu achten! Völlig falsch, das Gegenteil ist richtig. Die Faktoren, die zur Entstehung der Erkrankung geführt haben, können diese natürlich noch weiter verschlechtern. Die moderne Medizin bietet heute hervorragende Mittel zur Behandlung der Erkrankung, von sehr wirkungsvollen Medikamenten bis hin zur Herzoperation; aber nach wie vor gibt es keine Tablette, um die Erkrankung wirklich zu heilen.

Um so wichtiger ist es für Sie, soviel wie möglich zu tun, um gesund zu werden bzw. zu bleiben. Deshalb sollten Sie soviel wie möglich über Ihre Erkrankung wissen. Dadurch erhalten Sie mehr Sicherheit im Umgang mit Ihrer Krankheit, denn Angst hat man vor allem vor dem, was man nicht genau kennt. So können Sie Lebensweisen meiden, die zur Verschlimmerung beitragen, was natürlich nicht bedeutet, daß der am längsten lebt, der sich am meisten schont! Vieles von dem, was manche Herzinfarktpatienten nicht mehr glauben tun zu dürfen, ist durchaus ohne Gefährdung und mit Gewinn an Lebensqualität möglich, ganz besonders dann, wenn man einige Punkte berücksichtigt. „Auf das Wie kommt es an, weniger auf das 'Was" hat hierzu schon Goethe gesagt. Die vorliegende Broschüre wird Ihnen erklären, worum es sich bei der koronaren Herzkrankheit handelt, welche Anzeichen man bei sich selbst feststellen kann, wie der Arzt die Diagnose stellt, welche Möglichkeiten der Behandlung heute bestehen und wie man sich als Betroffener verhalten sollte. Dabei wollen wir ganz besonders auf Fragen eingehen, die häufig gestellt werden. Falls noch Fragen offenbleiben oder neue hinzukommen, besprechen Sie diese mit Ihrem Arzt.

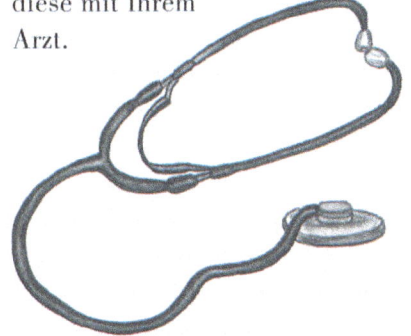

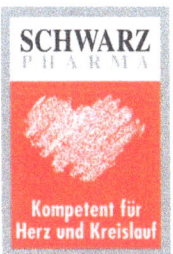

Fragen Sie Ihren Arzt oder Apotheker nach dem Service von Schwarz Pharma

 # Der Blutkreislauf, was ist das überhaupt?

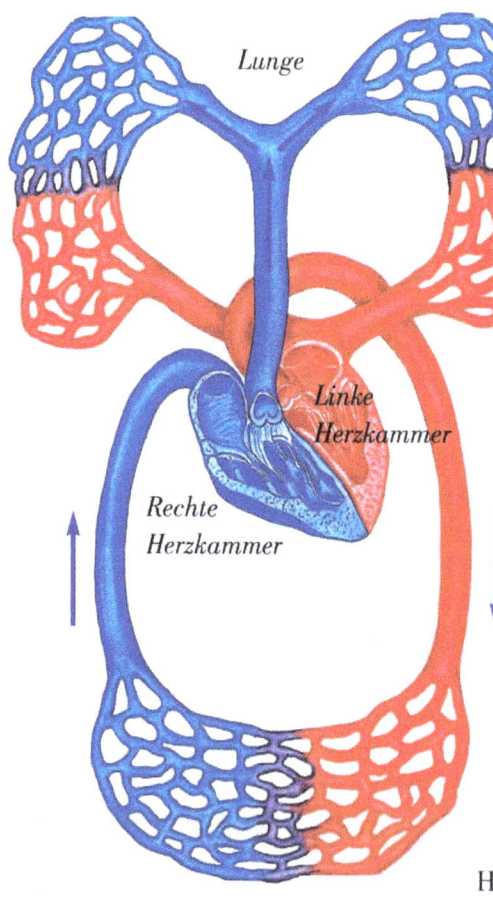

Abb. 1:
Der Kreislauf ist wie eine Acht angelegt mit dem Herzen im Zentrum

Die koronare Herzkrankheit bzw. die Durchblutungsstörung des Herzens ist eine Erkrankung des Blutkreislaufs. Um sie zu verstehen, ist es erforderlich, sich mit dem Blutkreislauf auseinanderzusetzen, und Sie werden sehen, daß dies wirklich eine lohnende Beschäftigung ist. Hätten Sie gewußt, daß unser Herz jeden Tag 100 000mal schlägt, dabei 10 000 Liter Blut pumpt und dies tagaus, tagein, über all unsere Lebensjahre hinweg, und das alles ohne jede Wartung? Welcher technische Motor könnte eine solche Leistung für sich in Anspruch nehmen?

Unser Kreislauf bildet ein geniales Transportsystem, das die einzelnen Organe untereinander verbindet. Im Prinzip kann man sich den **Kreislauf** wie eine Acht vorstellen (Abb.1). Im Zentrum liegt das Herz, dessen rechte Herzkammer das aus dem Körper zurückfließende, sogenannte verbrauchte, also sauerstoffarme Blut in die Lunge pumpt. Dort nimmt es Sauerstoff aus der eingeatmeten

Luft auf und kehrt sauerstoffreich zum linken Teil des Herzens zurück. Das sauerstoffreiche und damit hellrote Blut wird über die Hauptschlagader (Aorta) in den Körperkreislauf gepumpt, verteilt sich dort in die verschiedenen Organe und kommt wiederum zum rechten Herzvorhof zurück. Wir können drei wichtige Bestandteile des Kreislaufs unterscheiden, zum einen die Pumpe (das Herz), zum anderen die Transportwege (die Blutgefäße) und zum Schluß das Transportmittel selbst (das Blut).

Das **Blut** ist, wie ebenfalls schon Goethe gesagt hat, ein besonderer Saft. Es besteht aus der Blutflüssigkeit (Plasma) sowie den Blutzellen (Abb. 2). Bei den Blutzellen unterscheiden wir die roten Blutkörperchen (Erythrozyten), die den Sauerstoff transportieren, die weißen Blutkörperchen (Leukozyten), die die Abwehrfunktion im Kreislauf übernehmen, und schließlich die Blutplättchen (Thrombozyten). Die Thrombozyten sind aus der Sicht der koronaren

Abb. 2:
Die Blutzellen

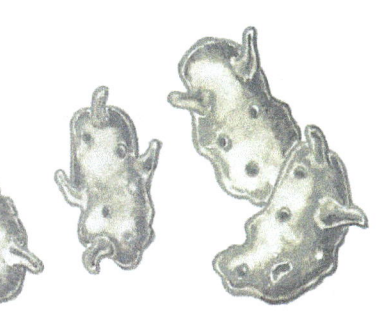

rote Blutzellen

Blutplättchen

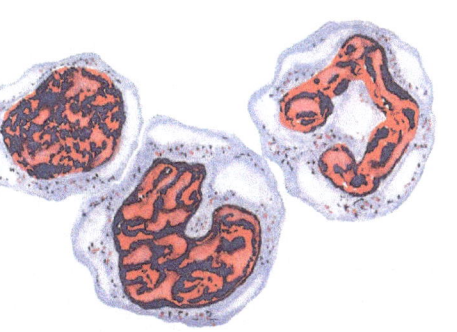

weiße Blutzellen

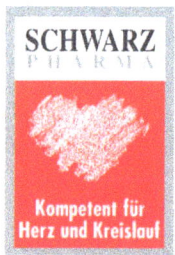

Herzkrankheit besonders wichtig. Sie spielen bei der Blutgerinnung eine wesentliche Rolle.

Bei der „Gefäßverkalkung", der **Arteriosklerose**, kommt es neben einer Einengung der Blutgefäße (Abb. 9) auch zu einer Aufrauhung der Gefäßwand. An dieser aufgerauhten Wand können sich die Blutplättchen zusammenballen und dann zerfallen. Sie leiten so eine Blutgerinnung ein. Ein Blutgerinnsel ist ein verklumptes Netz von Gerinnungseiweißen mit Blutplättchen. Trifft ein solches Blutgerinnsel auf eine bereits vorher eingeengte Herzkranzschlagader, so setzt sich diese zu, und es kommt zu einem Herzinfarkt.

Bei den **Blutgefäßen** unterscheidet man zwischen den Schlagadern (Arterien), die das Blut vom Herzen abtransportieren, den Blutadern (Venen), die das Blut zum Herzen zurückführen, und den feinen Gefäßvernetzungen zwischen diesen beiden Gefäßarten, den Haargefäßen (Kapillaren).

Für die Durchblutungsstörungen des Herzens sind die **Schlagadern (Arterien)** von besonderer Bedeutung, denn an diesen findet die Arterienverkalkung (Arteriosklerose) statt. Von der Hauptschlagader aus verteilen sich die Schlagadern in die verschiedenen Gefäßgebiete.

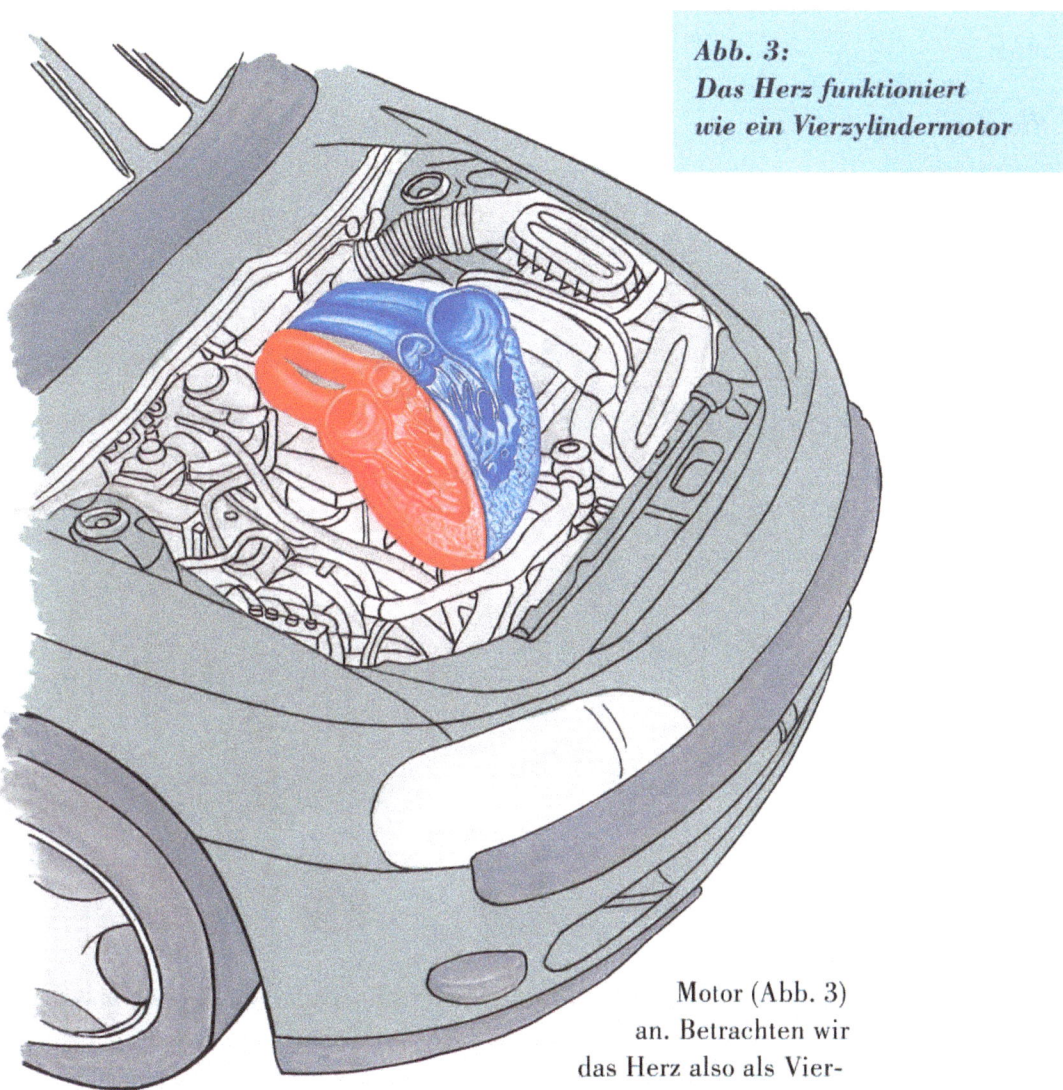

*Abb. 3:
Das Herz funktioniert wie ein Vierzylindermotor*

Als Motor des gesamten Kreislaufs ist das **Herz** natürlich von besonderer Bedeutung. Da unser Leben von der Technik bestimmt wird, bietet sich der Vergleich des Herzens mit einem technischen Motor (Abb. 3) an. Betrachten wir das Herz also als Vierzylindermotor, bestehend aus vier Abschnitten, die untereinander durch Ventile und Herzklappen verbunden bzw. getrennt sind, ähnlich den Motorventilen. Diese sind für die Strömungsrichtung des Blutes verantwortlich. Den

Abb. 4:
Das Schema des Herzens

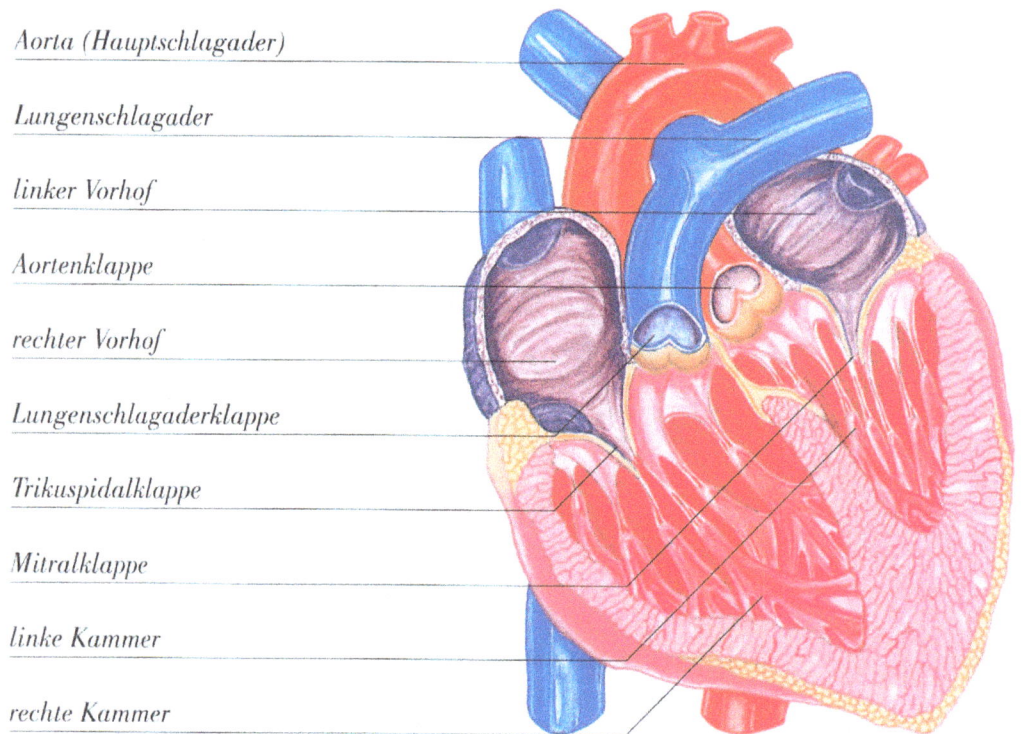

Aorta (Hauptschlagader)

Lungenschlagader

linker Vorhof

Aortenklappe

rechter Vorhof

Lungenschlagaderklappe

Trikuspidalklappe

Mitralklappe

linke Kammer

rechte Kammer

Aufbau des Herzens mit seinen Klappen (Ventilen) zeigt Ihnen die Abb. 4. Die Wand des Herzens wird vor allem durch den Herzmuskel, das **Myokard**, gebildet.

Was uns am Herzen natürlich besonders interessiert, sind die Schlagadern, die das Herz selbst versorgen, die **Herzkranzschlagadern** oder **Koronararterien**. Die Schlagadern, die sich als erste von der Hauptschlagader abzweigen, laufen direkt zum Herzen zurück und versorgen den Herzmuskel mit Blut. In der Abb. 5 wollen wir die wichtigsten Herzkranzarterien kurz benennen. Durch die heutige Möglichkeit der Herzkatheteruntersuchung läßt

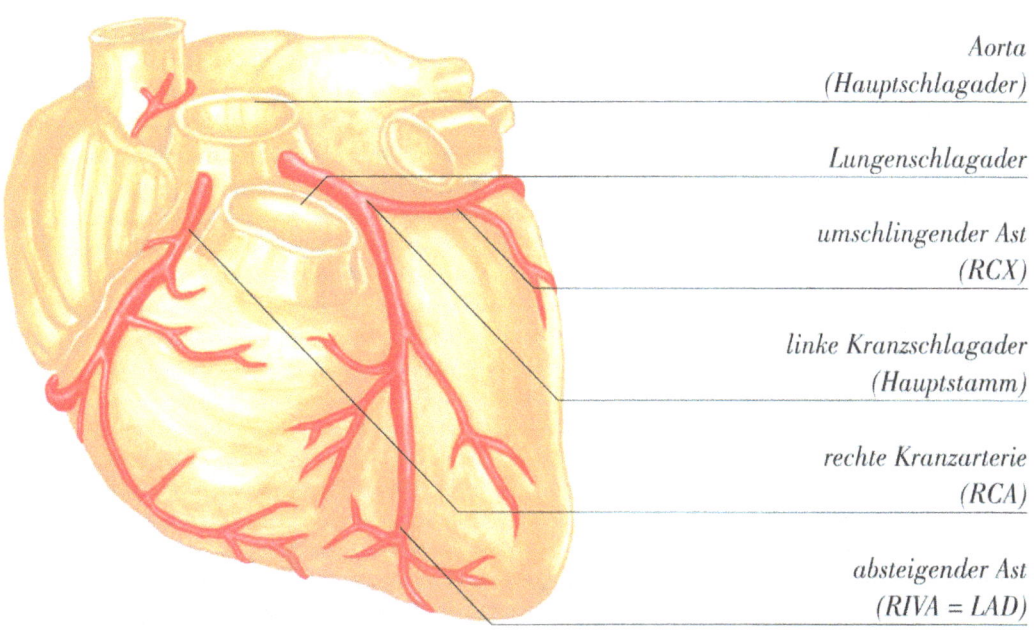

**Abb. 5:
Die Herzkranzarterien**

Aorta
(Hauptschlagader)

Lungenschlagader

umschlingender Ast
(RCX)

linke Kranzschlagader
(Hauptstamm)

rechte Kranzarterie
(RCA)

absteigender Ast
(RIVA = LAD)

sich sehr genau feststellen, wo bei Ihnen die Schwachstelle liegt. In vielen Untersuchungszentren erhält der Patient eine genaue Landkarte „seiner" Gefäßeinengungen. Um dies zu verstehen, sollten Sie wissen, daß wir zwei (eine rechte und eine linke) Herzkranzschlagadern besitzen, die direkt an der Wurzel der Hauptschlagader abgehen. Die rechte Herzkranzarterie (Abkürzung RCA) läuft zur Rückwand des Herzens. Wird sie verschlossen, entsteht also meist ein Herzhinterwandinfarkt. Die linke Herzkranzschlagader verzweigt sich nach kurzem Verlauf (Hauptstamm) in zwei Äste, in den linken absteigenden Ast (LAD oder auch RIVA) bzw. den umschlingenden Ast (RCX), der ebenfalls zur Herzhinterwand verläuft. Der linke absteigende Ast versorgt vor allem die Herzvorderwand mit Blut. Bei seinem Verschluß kommt es daher zu einem Herzvorderwandinfarkt.

Wie funktioniert das Herz?

Das Herz arbeitet als rhythmische Pumpe. Den Vorgang des Pumpens, das Zusammenziehen des Herzmuskels, bezeichnen wir als **Systole**, die Erholungsphase bzw. Erschlaffung als **Diastole**. Das Herz besitzt seinen eigenen Impulsgeber, den sogenannten **Sinusknoten** (Abb. 6). Dieser gibt elektrische Impulse ab, die dann über ein spezielles Leitungssystem alle Teile des Herzens erreichen und dafür sorgen, daß diese stets gemeinsam arbeiten.

Das Herz wird also gewissermaßen elektrisch gezündet. Obwohl es sich dabei um sehr schwache Ströme handelt, lassen sie sich von der Körperoberfläche ableiten. Der Arzt kann mit Hilfe des **Elektrokardiogramms**

Abb. 6:
Das Erregungsbildungs- und -leitungssystem des Herzens

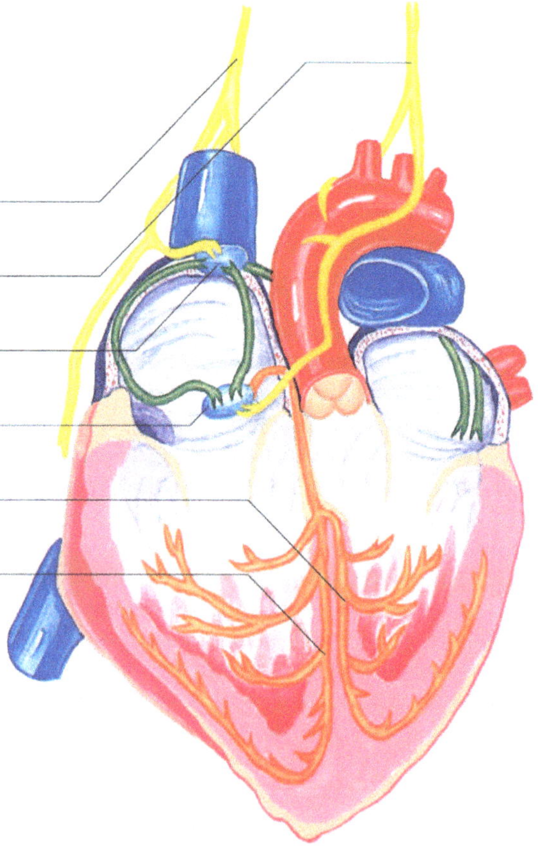

Parasympathikus

Sympathikus

Sinusknoten

Vorhofkammerknoten

linker Schenkel

rechter Schenkel

(**EKG**) die Funktion des Herzens überprüfen. Die Zahl der Impulse, die der Sinusknoten abgibt, bestimmt die **Pulsschlagzahl**. Jeder Pumpvorgang des Herzens löst eine Druckwelle aus, die als Puls an den Schlagadern, speziell am Handgelenk (Abb. 7) oder an der Halsschlagader, getastet werden kann. Die Pulszahl und damit die Aktivität des Herzens muß der Gesamtaktivität des Körpers angepaßt werden. Dies regeln zwei Nerven, die gewissermaßen das Herz an zwei Zügeln führen: der **Sympathikus**, der unseren Körper auf Aktivität einstellt, und der **Parasympathikus**, der für Erholung des Herzens und aller inneren Organe zuständig ist.

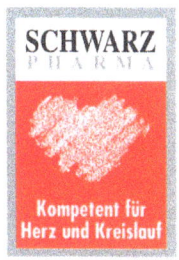

Entscheidend für die Gesamtarbeit des Herzens ist nicht nur die Frage, wie oft es schlägt, d.h., wieviel Blut es pumpt, sondern auch die Frage, mit welchem Kraftaufwand, also mit welchem Druck es das Blut durch die

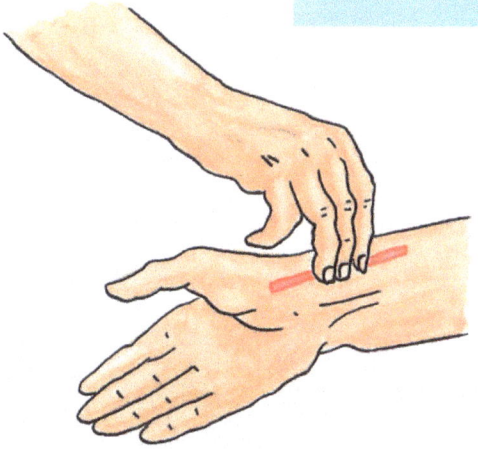

Abb. 7:
Richtiges Zählen des Pulses:
mit den mittleren drei
Fingern und nicht mit dem
Daumen, der wenig Gefühl
besitzt

Adern treibt. Damit sind wir beim **Blutdruck**, dessen Messung zu jeder ärztlichen Untersuchung gehört. Der Arzt gibt dabei immer zwei Werte an, einen oberen und einen unteren. Was ist damit gemeint? Die Methode der Blutdruckmessung zeigt Abb. 8. Wenn das Herz pumpt, drückt es mehr Blut in den Kreislauf, der Blutdruck steigt an. Der höchste Druck wird während des Zusammenziehens des Herzens erreicht, das wir als Systole kennengelernt haben. Der „obere" Druck wird deshalb auch als **systolischer Blutdruck** bezeichnet. Wenn das Herz erschlafft, fällt der Blutdruck wieder ab. Der unterste Wert während der Erschlaffungsphase, der Diastole, heißt logischerweise **diastolischer Druck**.

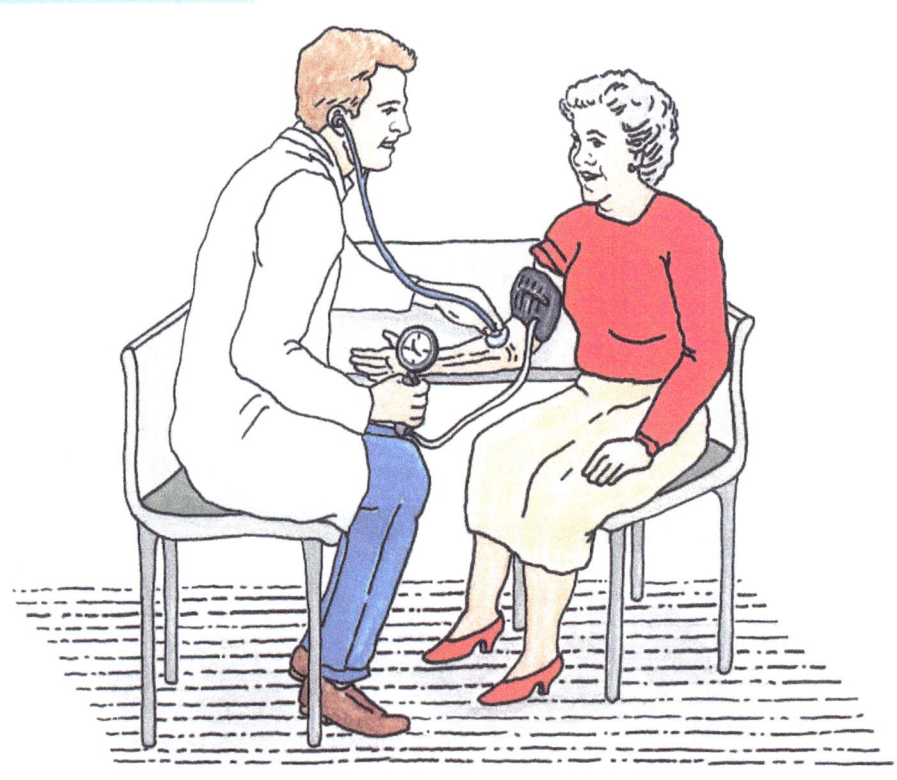

Abb. 8:
Die Messung des Blutdrucks durch den Arzt

Die koronare Herzkrankheit

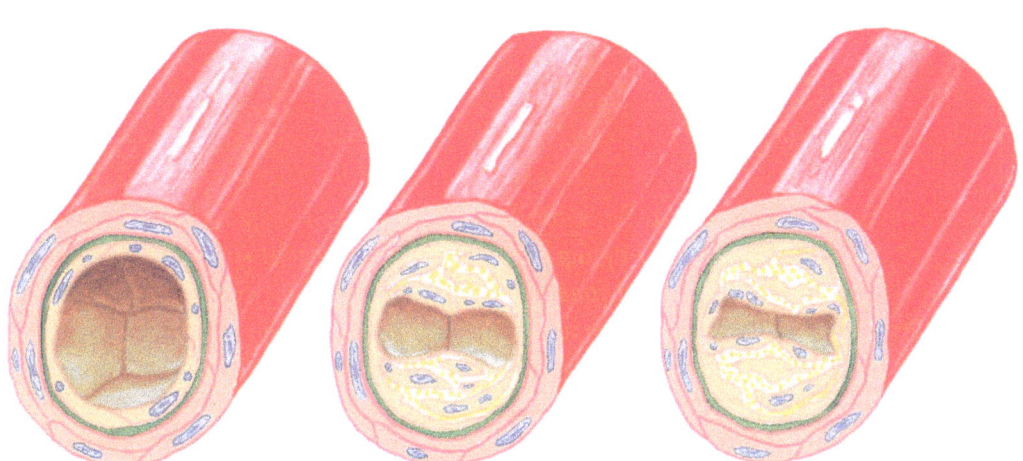

Die Durchblutungsstörung des Herzmuskels, die sogenannte koronare Herzkrankheit, entsteht durch eine „Gefäßverkalkung", die **Arteriosklerose**. Die Arteriosklerose kann sich an den unterschiedlichsten Arterien entwickeln. Arteriosklerose bedeutet wörtlich Gefäßverhärtung, besser wäre „Gefäßeinengung". Dies zeigt die Abb. 9. Bei der Arteriosklerose wird zunehmend Wasser, Eiweiß und ganz besonders Fett, vorwiegend Cholesterin, in die Wand der Arterien eingelagert.

Die Organe, die von der Schlagader versorgt werden, erhalten dann zuwenig Blut. Für Ruhebedingungen genügt dies zunächst, unter Belastung kommt es aber zu einem Durchblutungsmangel.

Abb. 9:
Entwicklung der „Gefäßverkalkung" bzw. der Arteriosklerose
Das Gefäß wird zunehmend durch die Einlagerung von Fett, Wasser und Eiweiß in die Wand eingeengt, bis kaum noch Blut durchfließen kann (von links nach rechts).

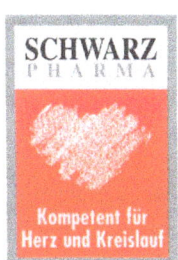

 # Wie macht sich die koronare Herzkrankheit bemerkbar? Wie stellt man sie fest?

Findet sich die Gefäßverengung, die Arteriosklerose, an den Herzkranzschlagadern, den Koronararterien (Abb. 5), so nennt man diese Erkrankung **koronare Herzkrankheit**. Bei einer Verengung der Koronararterien kommt es zu einer verminderten Durchblutung des Herzmuskels. Die Herzkranzarterien besitzen zwar große Reserven, selbst Einengungen von 50 – 60 % werden von ihnen verkraftet. Wenn allerdings die Einengung auf 70 % und mehr ansteigt, reicht die Durchblutung nicht mehr aus. Anfangs macht sich das immer dann bemerkbar, wenn das Herz mehr Blut braucht, also unter körperlicher Belastung, beim Treppensteigen, beim Radfahren, beim schnellen Laufen oder auch unter psychischer Belastung, bei Aufregung, Freude oder Ärger. Es kommt zu typischen Beschwerden, zum Druckgefühl in der Herzgegend, zur „**Angina pectoris**" (Abb. 10). Ein weiteres Anzeichen ist die **Atemnot**, vor allem unter körperlicher Belastung, z.B. beim Treppensteigen, da auch die Pumpleistung des Herzens gestört ist.

Unbedingt darauf hinzuweisen ist, daß die Anzeichen einer koronaren Herzkrankheit auch völlig anders ausfallen können. Schmerzen aus dem Körperinneren meldet der Körper viel weniger zuverlässig als solche von seiner Oberfläche. Herzbeschwerden können deshalb auch sehr untypisch sein.

Abb. 10:
Die typischen Herzschmerzen (Angina pectoris)
Im Schema rechts ist die Ausbreitungszone der Beschwerden eingezeichnet, die sich typischerweise in den linken Arm erstreckt.

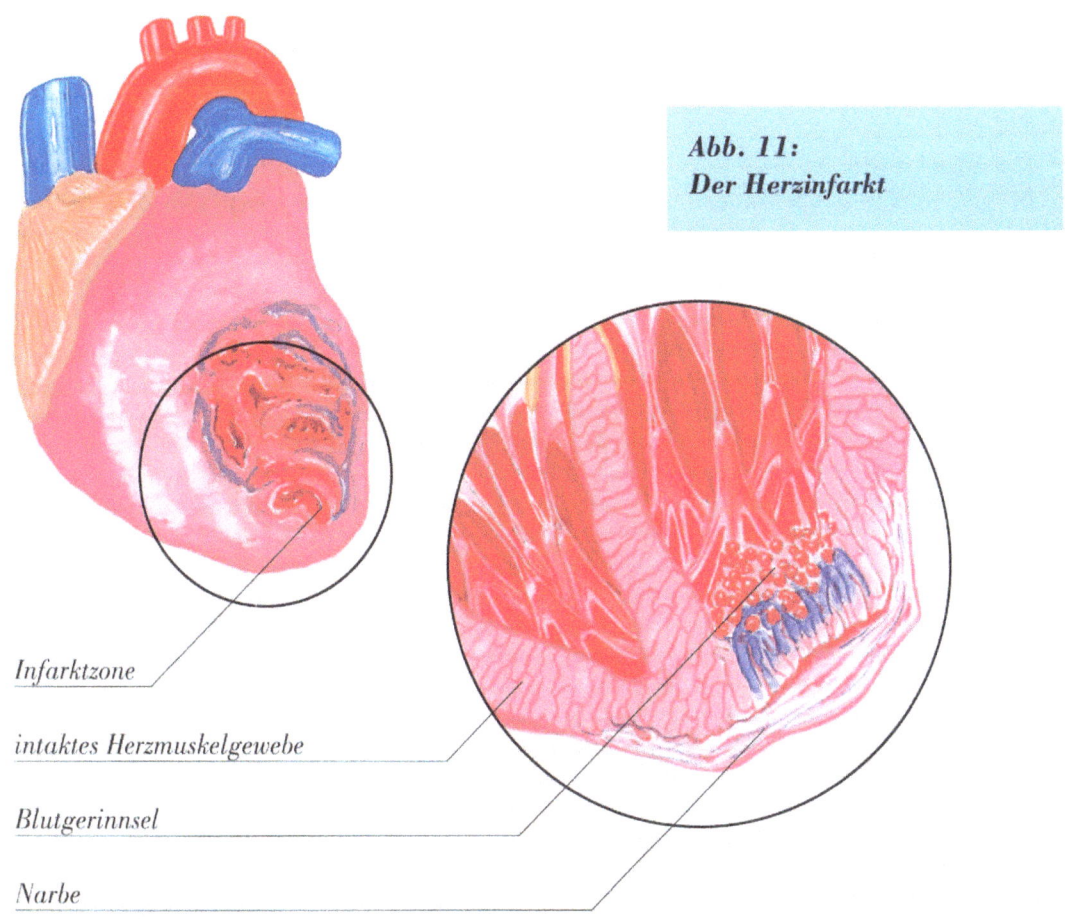

Abb. 11:
Der Herzinfarkt

Infarktzone

intaktes Herzmuskelgewebe

Blutgerinnsel

Narbe

Bei manchem Patienten macht sich ein Herzinfarkt in Form von Rücken-, Magen- oder auch Zahnschmerzen bemerkbar. Viele „Herzbeschwerden" werden überhaupt nicht bemerkt. Wir sprechen dann von **stummer Durchblutungsstörung** bis hin zum **stummen Herzinfarkt**, der abläuft, ohne daß der Betroffene dies überhaupt feststellt.

Damit wären wir bei der wichtigsten Komplikation einer koronaren Herzkrankheit, dem **Herzinfarkt** (Abb. 11). Ist eine Herzkranzader völlig verschlossen, stirbt der dahintergelegene Bereich des Herzmuskels ab. Dies macht sich typischerweise durch sehr starke Herzbeschwerden hinter dem Brustbein bemerkbar, verbunden mit Anzeichen eines

Abb. 12:
Herzkammerflimmern
Die gefährlichste Form der Herzrhythmusstörung ist das Herzkammerflimmern. Die Herzkammern flimmern in sich und können dadurch kein Blut mehr pumpen. Das EKG zeigt völlig ungeordnete Zacken.

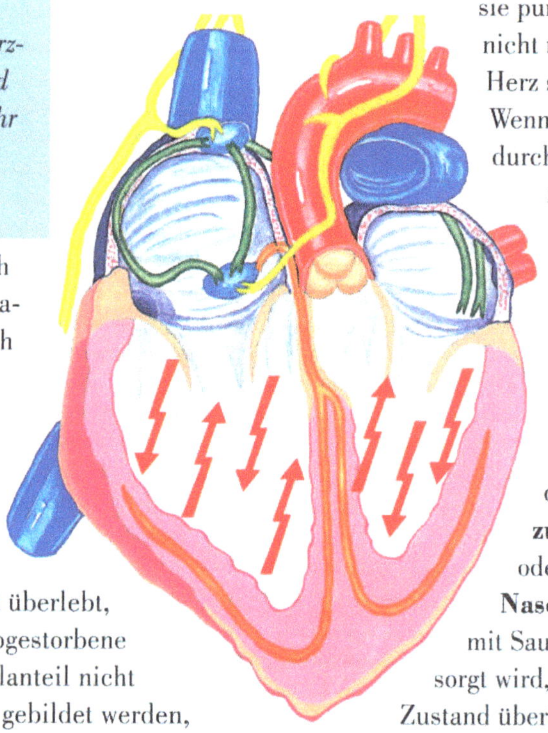

Kreislaufzusammenbruchs, also Übelkeit, Erbrechen, Schweißausbruch, Ohnmacht. Aber wie bereits erwähnt, kann der Herzinfarkt auch völlig uncharakteristisch verlaufen, sogar als „stummer Herzinfarkt". Wird der Herzinfarkt überlebt, kann der abgestorbene Herzmuskelanteil nicht wieder neu gebildet werden, es entsteht eine Narbe am Herzen.

Nach wie vor ist – trotz aller modernen Behandlungsmöglichkeiten – ein Herzinfarkt eine sehr ernste Angelegenheit. Wenn der Herzmuskel zum großen Teil zerstört wird, also ein sehr schwerer Herzinfarkt vorliegt, kann es zu einem völligen Herzversagen und zum Herztod kommen. Eine weitere wichtige Todesursache sind **Herzrhythmusstörungen**. Durch einen Herzinfarkt kann die Herzkammer ins Flimmern (**Herzkammerflimmern**) (Abb. 12) geraten, sie pumpt dann nicht mehr, das Herz steht still. Wenn jetzt sofort durch eine **Herzmassage** das Pumpen des Herzens von außen nachgeahmt und gleichzeitig der Kreislauf durch **Mund-zu-Mund-** oder **Mund-zu-Nase-Beatmung** mit Sauerstoff versorgt wird, kann dieser Zustand überbrückt werden, bis fachmännische Hilfe einsetzt und das Herz entflimmert wird. Dies wird vom Arzt mit einem Entflimmerungsgerät, einem sogenannten **Defibrillator**, durchgeführt. Meist vergeht bis zur Ankunft des Arztes einige Zeit. Da bei einem **Herzstillstand** bereits nach fünf Minuten wichtige Teile des Gehirns abzusterben beginnen, muß bis dahin auch vom medizinischen Laien die Zeit mit Herzmassage und Beatmung überbrückt und gewissermaßen die Herz-Kreislauffunktion von außen ersetzt werden. Jeder vom Herzinfarkt Bedrohte und vor allem seine Angehörigen sollten sich daher mit den wichtigen Erste-Hilfe-Maßnahmen (Abb. 13) vertraut machen.

Damit haben wir auf die Größe des Herzinfarktes hingewiesen, also auf die Menge zerstörter Herzmuskulatur. Ein Herzinfarkt, bei dem nur wenig Muskulatur zugrunde gegangen ist, bedeutet angesichts der großen Reserven des Herzens keine wesentliche Leistungseinschränkung. Ist allerdings etwa die Hälfte des Herzmuskels zerstört, so ist das Herz an der Grenze dieser Reserven angelangt. Es macht auch einen großen Unterschied, ob nur eine Herzkranzarterie „verstopft" ist oder zwei oder gar alle drei großen Schlagadern. Wie dies bei Ihnen aussieht, sollten Sie wissen bzw. Ihren Arzt danach fragen. Verschließen Sie davor nicht die Augen. Ihre Lebenserwartung und Ihre Lebensqualität hängen davon ab, wie Sie mit Ihrer Erkrankung umgehen. **Besprechen Sie also mit Ihrem Arzt die Schwere Ihrer Erkrankung.** Bei leichteren Formen der Herzkrankheit können Sie fast uneingeschränkt weiterleben, wenn Sie die Risiken vermeiden, die zu der Erkrankung geführt haben. Bei schweren Formen wäre es gefährlich, dieses Wissen zu verdrängen und das Herz unangemessen zu belasten.

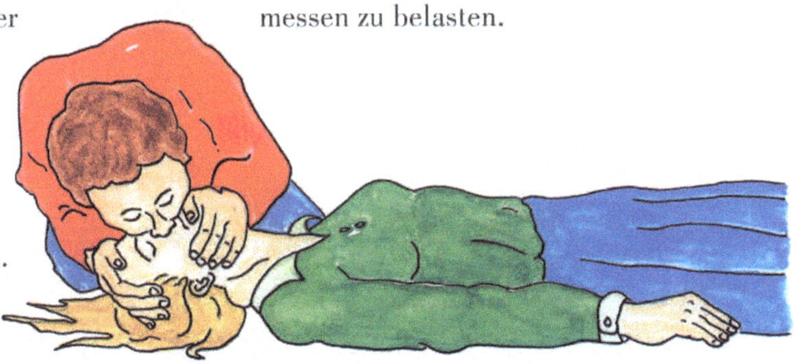

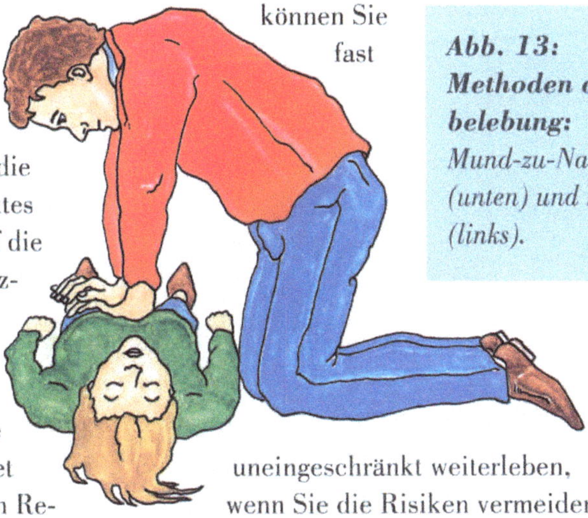

Abb. 13:
Methoden der Wiederbelebung:
Mund-zu-Nase-Beatmung (unten) und Herzmassage (links).

Wie wird eine Herzmuskeldurchblutungsstörung festgestellt?
Die Diagnosen der koronaren Herzkrankheit

Der Verdacht auf Herzmuskeldurchblutungsstörungen wird zunächst durch die Beschwerdeschilderung des Patienten geweckt: typische Herzschmerzen oder Atemnot unter Belastung. Der Hausarzt wird dann zunächst eine **Herzstromkurve (EKG) in Ruhe** durchführen.

Der Verdacht auf eine koronare Herzkrankheit verstärkt sich, wenn bei entsprechenden Beschwerden **Risikofaktoren** (s. S. 30) vorliegen, z.B. häufige Herzkrankheiten in der Familie, Bluthochdruck, Zigarettenrauchen, erhöhte Blutfette. Das **Ruhe-EKG** läßt nicht unbedingt eine Durchblutungsstörung des Herzmuskels erkennen, aber ihre Folgen. Wurde beispielsweise bereits ein Herzinfarkt durchgemacht, so wird die Narbe im Ruhe-EKG sichtbar. Liegt nur eine Durchblutungsstörung ohne Herzinfarkt vor, so kann die Durchblutung in Ruhe durchaus ausreichend sein. Veränderungen werden sich erst dann nachweisen lassen, wenn ein erhöhtes Maß an Durchblutung gefordert wird. Der Arzt wird also ein **Belastungs-EKG** (Abb. 14) anfertigen, im allgemeinen auf dem Fahrradergometer.

Abb. 14:
Eine genaue Untersuchung von koronaren Herzkrankheiten wird durch das Belastungs-EKG durchgeführt (rechts). Hilfreich ist auch das Langzeit-EKG (links)

Liegen immer noch Zweifel vor, so kann das Belastungs-EKG gewissermaßen auch in einer erweiterten Form als **Myokardszintigramm** vorgenommen werden. Dazu wird eine sehr geringe Menge einer radioaktiven Substanz in eine Vene gespritzt, die sich dann am Herzmuskel ablagert. Treten unter Belastung Durchblutungsstörungen auf, so läßt sich dieses an einer zu geringen Speicherung der radioaktiven Substanz erkennen. Sie sollten keine Angst vor dem Ausdruck „radioaktive Strahlung" haben, falls Ihr Arzt Ihnen diese Untersuchung vorschlägt. Die Strahlungsmenge ist nur ein Bruchteil dessen, was bei einem ganz normalen Röntgenbild von Herz und Lunge anfällt!

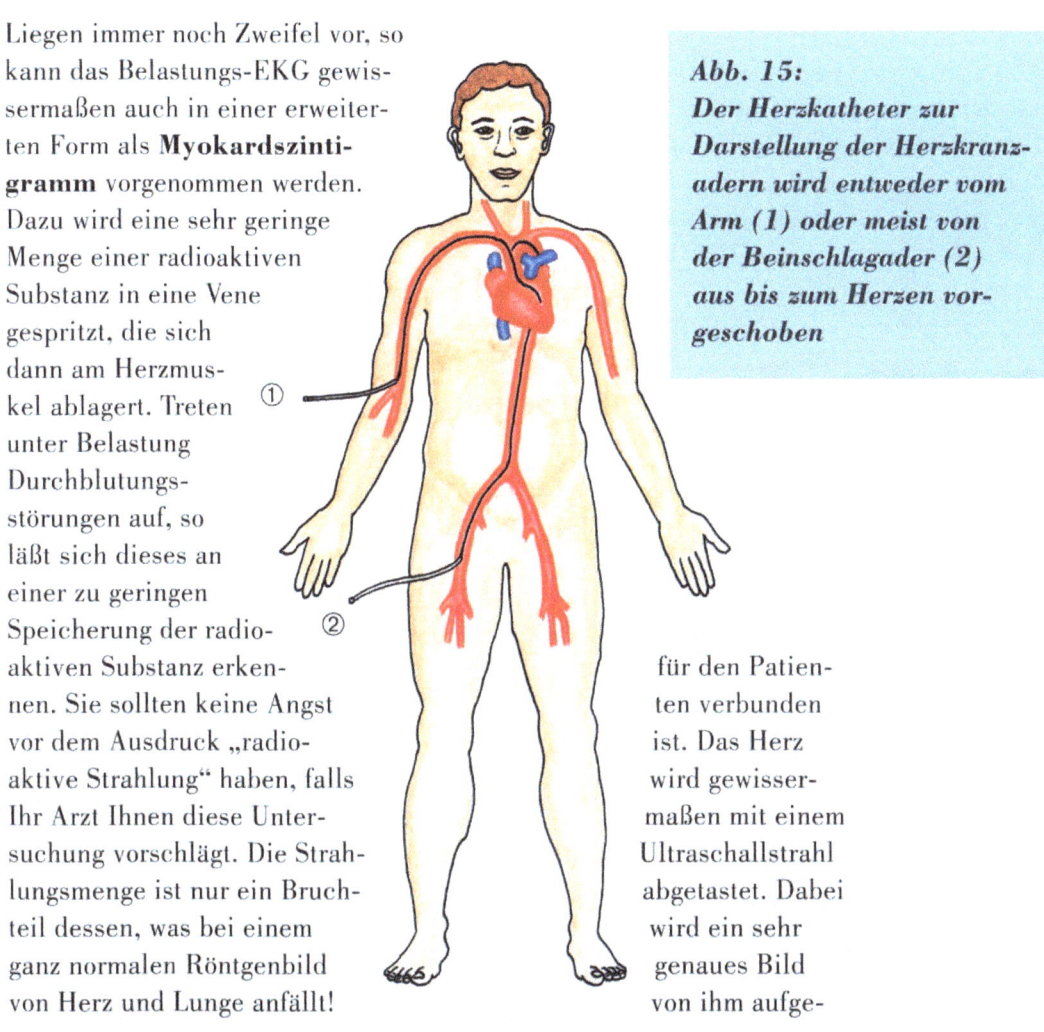

Abb. 15:
Der Herzkatheter zur Darstellung der Herzkranzadern wird entweder vom Arm (1) oder meist von der Beinschlagader (2) aus bis zum Herzen vorgeschoben

Eine weitere Untersuchungsmethode des Herzens ist dessen Darstellung durch Ultraschall, die **Echokardiographie,** eine gute Möglichkeit für den Arzt, das Herz des Patienten von außen zu beurteilen, ohne daß dies mit Schmerzen oder Strahlenbelastung für den Patienten verbunden ist. Das Herz wird gewissermaßen mit einem Ultraschallstrahl abgetastet. Dabei wird ein sehr genaues Bild von ihm aufgebaut. Die Herzkranzarterien mit ihren kleinen Verästelungen kann man damit allerdings nicht erkennen. Diese Methode ist ganz besonders wichtig, um Folgeschäden der koronaren Herzkrankheit darstellen zu können, beispielsweise einen durchgemachten Herzinfarkt.

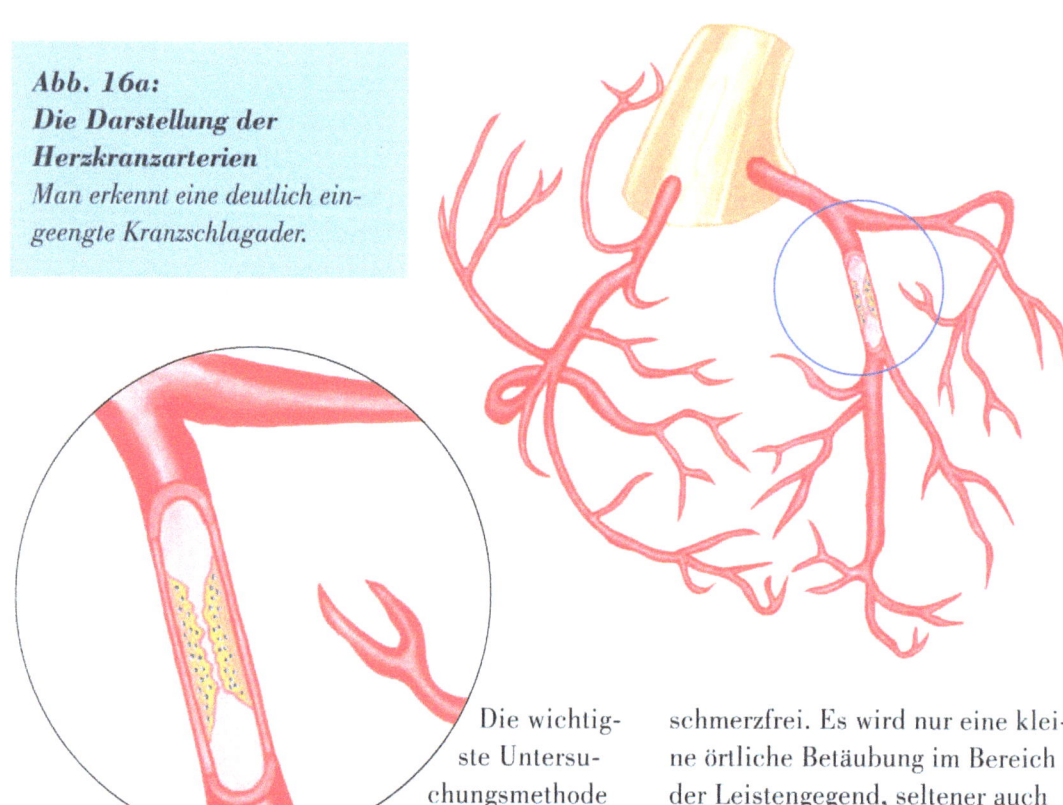

**Abb. 16a:
Die Darstellung der Herzkranzarterien**
Man erkennt eine deutlich eingeengte Kranzschlagader.

Die wichtigste Untersuchungsmethode ist die Röntgendarstellung der Herzkranzgefäße, die sogenannte **Koronarographie** („große Sonde"). Bei dieser Methode wird ein Katheter, also ein dünner Schlauch, über eine Schlagader bis zum Herzen vorgeschoben. Dort wird ein röntgendichtes Kontrastmittel eingespritzt, so daß die Herzkranzarterien genau sichtbar werden. Manche Patienten haben immer noch Angst, wenn sie den Begriff „Herzkatheter" hören, aber das ist unnötig. Die Methode ist weitgehend schmerzfrei. Es wird nur eine kleine örtliche Betäubung im Bereich der Leistengegend, seltener auch in der Armbeuge durchgeführt (Abb. 15). Natürlich bringt diese Untersuchungsmethode ein gewisses **Risiko** für Herz-Kreislaufzwischenfälle mit sich. In ganz seltenen Fällen kann durch die Spitze des Katheters bei sehr stark eingeengten Kranzarterien ein Herzinfarkt ausgelöst werden. Trotzdem wäre die Unterlassung dieser Untersuchungsmethode und dadurch das Nichterkennen einer schweren Erkrankung, die man z.B. mit einer Ballondilatation (s. S. 26) oder einer Bypass-Operation

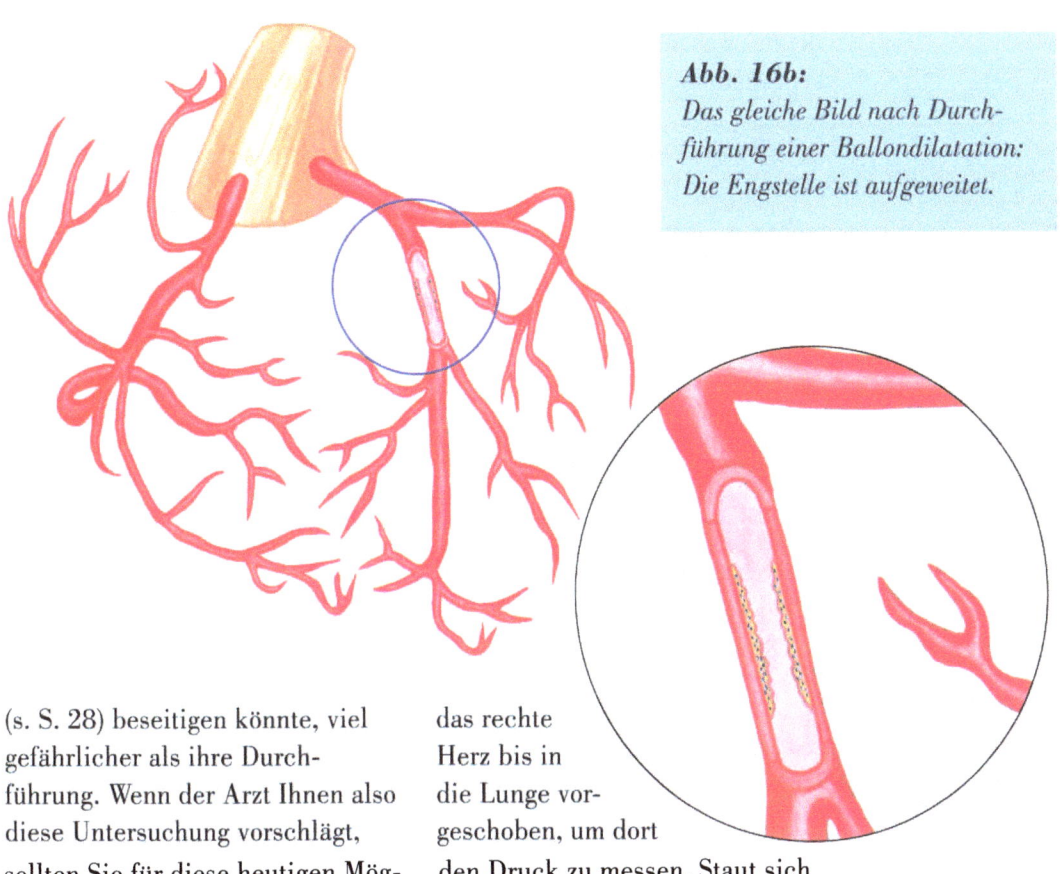

Abb. 16b:
Das gleiche Bild nach Durchführung einer Ballondilatation: Die Engstelle ist aufgeweitet.

(s. S. 28) beseitigen könnte, viel gefährlicher als ihre Durchführung. Wenn der Arzt Ihnen also diese Untersuchung vorschlägt, sollten Sie für diese heutigen Möglichkeiten dankbar sein und einwilligen! Abb. 16a und b zeigt die Darstellung von Herzkranzarterien bei einer Koronarographie vor und nach einer Aufweitung.

Neben dieser sogenannten „großen Sonde" gibt es auch noch die **„kleine Sonde"**. Vom Arzt wird sie auch als Einschwemmkatheter bezeichnet. Dabei wird über die Armvene ein sehr dünner Schlauch (Katheter) über die Blutbahn durch das rechte Herz bis in die Lunge vorgeschoben, um dort den Druck zu messen. Staut sich das Blut vor dem linken Herzen in die Lunge zurück, steigt dort der Druck. Wenn die Herzkranzarterien unter Belastung nicht ausreichend mit Blut versorgt werden, so kommt es zu solchen Stauungserscheinungen. Auch der Einschwemmkatheter ist somit eine gute Möglichkeit, Durchblutungsstörungen der Herzkranzarterien und insbesondere eine nicht ausreichende Funktion des Herzens unter Belastung zu erkennen.

Welche Behandlungsmöglichkeiten stehen für die koronare Herzkrankheit zur Verfügung?

Bei der Behandlung von Herzmuskeldurchblutungsstörungen müssen Arzt und Patient eng zusammenarbeiten. Es ist natürlich nicht möglich, die Blutgefäße gewissermaßen zu „entkalken", aber der Arzt kann durch geeignete medikamentöse Maßnahmen die Durchblutungsstörung allgemein verbessern und in vielen Fällen Engstellen in den Gefäßen durch Eingriffe beseitigen. Ganz besonders wichtig ist es, daß der Patient über sich selbst informiert ist und weiß, welche Risikofaktoren bei ihm vorhanden sind. Er selbst kann dazu beitragen, diese Risikofaktoren zu beseitigen, wie z.B. das Rauchen, Bluthochdruck oder erhöhte Blutfette, Bewegungsmangel, Streß etc. Er muß wissen, daß die **Allgemeinmaßnahmen**, die **Lebensstiländerung**, genauso wichtig sind wie die medizinischen Maßnahmen. **Denken Sie daran:**

> Der Arzt kann Ihnen zwar helfen, aber schließlich ist es Ihr Herz, und Sie müssen es selbst in die Hand nehmen, um gesund zu werden und zu bleiben.

Herzmedikamente
Da bei der Entstehung einer Herzdurchblutungsstörung zahlreiche Ursachen zusammenspielen (siehe Risikofaktoren), muß der Patient häufig mehrere Medikamente einnehmen, die wir hier nicht alle besprechen können. Wir wollen vor allem auf die Medikamente eingehen, die das Herz und die Herzmuskeldurchblutung direkt beeinflussen. Falls noch Fragen offenbleiben, sprechen Sie hierüber mit Ihrem Arzt.

Medikamente mit Einfluß auf die Blutgerinnung
Wie besprochen spielt bei der Entstehung des Herzinfarkts die Blutgerinnung eine wichtige Rolle. Oft ist es ein Blutgerinnsel, das eine Herzkranzarterie endgültig verschließt. Beim Patienten mit einem frischen Herzinfarkt versucht daher der Arzt, das Blutgerinnsel durch in die Vene geleitete Medikamente aufzulösen (lysieren). Dies ist natürlich nur dann zu erreichen, wenn der Patient möglichst schnell ins Krankenhaus kommt. Sind schon große Teile des Herzmuskels abgestorben, so kommt eine Auflösung zu spät. Hat ein Patient den Verdacht, es könne bei ihm ein Herzinfarkt vorliegen, sollte er sich daher so rasch wie möglich zum Arzt begeben und von diesem schnellstens in ein Krankenhaus eingewiesen werden bzw.,

der Patient sollte sich direkt ins Krankenhaus bringen lassen, am besten innerhalb der ersten 1–2 Stunden nach Einsetzen der Beschwerden.

Wenn ein Patient herzinfarktgefährdet ist und einem ersten oder auch einem zweiten Herzinfarkt vorgebeugt werden soll, so versucht der Arzt, die Blutgerinnbarkeit herabzusetzen. Hierzu verweisen wir auf den Abschnitt zur Blutgerinnung (s. S. 6). Am häufigsten setzt man heute die Acetylsalicylsäure ein, abgekürzt **ASS**, die Ihnen schon seit Großmutters Zeiten als Schmerz- und Fiebermittel bekannt ist. Die Menge, mit der man Einfluß auf die Blutgerinnung nehmen kann, ist wesentlich geringer als bei Kopfschmerzen oder Fieber. Im allgemeinen kommt man mit 100 mg pro Tag völlig aus. Als **Nebenwirkungen** können Magenbeschwerden bis hin zu Magenblutungen auftreten. Darüber sollte man mit seinem Arzt sprechen. Es gibt als Ersatzmöglichkeit spezielle Präparate, die erst tiefer im Darm aufgelöst und aufgenommen werden. Die Behandlung mit ASS stellt heute eine Standardmethode dar, fast jeder Patient nach einem Herzinfarkt oder einer Bypass-Operation sollte dieses Medikament lebenslang einnehmen.

Als weiteres Medikament steht das **Marcumar** zur Verfügung, bei dem wegen der Blutungsgefahr jedoch ständig die Blutgerinnung kontrolliert werden muß. Der sogenannte „Quickwert" sollte im allgemeinen auf 15–25 % eingestellt sein, d.h., die Gerinnungsfähigkeit des Blutes sollte auf 15–25 % vermindert werden.

Abb. 17: Die moderne Arzneimittelforschung hat viele wirksame Medikamente für Ihr Herz entwickelt

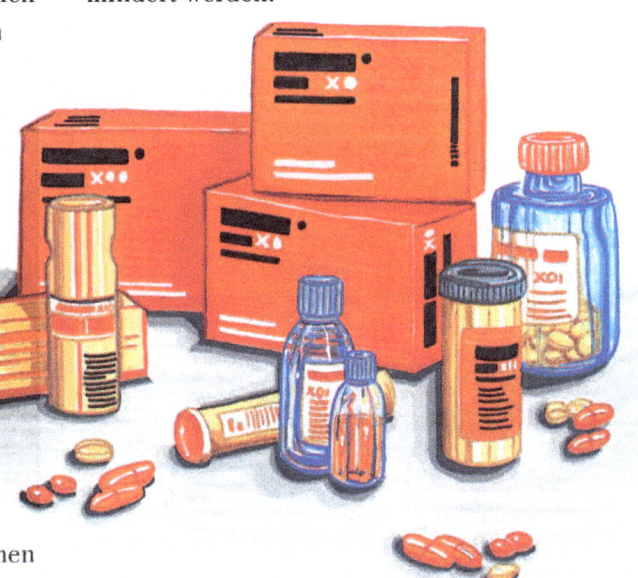

Medikamente mit Einfluß auf die Durchblutung der Herzkranzschlagadern
Hier stehen drei unterschiedliche Medikamentengruppen zur Verfügung.

1. Nitrate:
Der ursprüngliche Sprengstoff Nitroglyzerin ist der bekannteste Vertreter der Nitrate. Angeblich soll die Wirkung der Nitrate dadurch entdeckt worden sein, daß in Nitrat verarbeitenden Fabriken die Arbeiter mit koronarer Herzkrankheit nicht gerne in Urlaub gingen, da sie durch das Fehlen der gewohnten Nitrodämpfe Herzschmerzen bekamen. Nitrate stellen die Blutgefäße weit, sowohl die Schlagadern wie auch die Venen.

Dadurch wird das Herz entlastet, weil es weniger Blut pumpen und einen geringeren Blutdruck aufbringen muß. Ursprünglich waren Nitrate nur als Notfallmedikamente verfügbar. Auch heute noch erhält der Patient häufig ein Nitrospray vom Arzt mit dem Hinweis, er solle sich damit beim Auftreten von Beschwerden in den Mund sprühen, da diese Substanzen dann direkt über die Mundschleimhaut aufgenommen werden. Inzwischen stehen auch sehr gute Langzeitnitrate zur Verfügung, die meist als Basisbehandlung des Herzpatienten eingesetzt werden. Nitrate haben den Nachteil, daß sie durch die Gefäßerweiterung **Kopfschmerzen** auslösen können. Dies sind jedoch nur Anfangserscheinungen, meist gewöhnt sich der Patient sehr rasch daran, und die Beschwerden verschwinden.

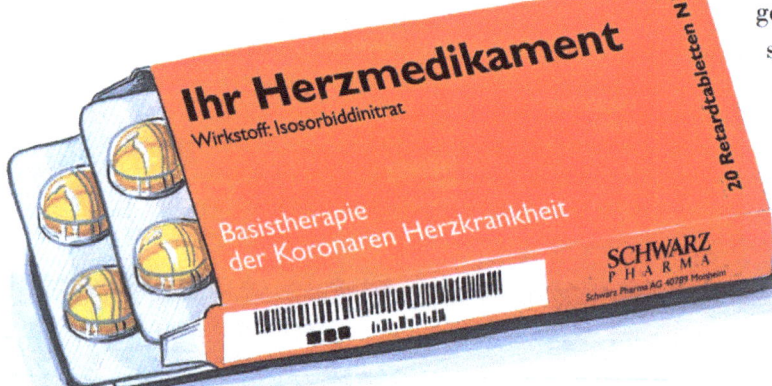

2. Kalziumantagonisten:
Hierbei handelt es sich um Medikamente, die verhindern, daß Kalzium in die Muskelzellen der Gefäßwand eindringt. Kalzium befähigt die Blutgefäße sich zusammenzuziehen, was durch das Medikament verhindert wird. Die Kalziumantagonisten erreichen vor allem die Schlagadern und senken den Blutdruck. Dadurch wird das Herz entlastet und teilweise auch eine Weitstellung der Herzkranzarterien erreicht.

3. Betarezeptorenblocker = Betablocker:
Diese vom Patienten auch kurz als „Blocker" benannten Medikamente schieben sich gewissermaßen zwischen die Herznerven und das Herz. Versucht der Sympathikus, das Herz zu aktivieren, springt es darauf weniger stark an. Unnötige Steigerungen der Pulsschlagzahl werden verhindert und damit auch ein erhöhter Sauerstoffbedarf. Das hat allerdings den Nachteil, daß das Herz auch dann weniger anspringt, wenn es beispielsweise unter körperlicher Belastung notwendig wäre. Die Pulsschlagzahl unter körperlicher Belastung ist herabgesetzt. Dies ist wichtig zu wissen für diejenigen Patienten, die unter Betablockern Sport betreiben wollen, etwa in einer Herzgruppe. Eine niedrigere Pulszahl ist nicht unbedingt ein Nachteil, sie kann es allerdings werden, wenn dadurch die Leistungsfähigkeit verschlechtert wird. Dies bezieht sich nicht zuletzt auch auf die **sexuelle Leistungsfähigkeit**. Viele Patienten sprechen nicht gerne über solche Themen. Die Betablocker sind heute ein sehr wichtiges Behandlungsprinzip der koronaren Herzkrankheit. Sie verhindern insbesondere schwere Herzrhythmusstörungen (s. S. 16) und vermindern die Häufigkeit von plötzlichen Herztodesfällen. Wenn Sie allerdings Betablocker erhalten und Nebenwirkungen im Sinne einer Leistungsverschlechterung in verschiedenen Bereichen bemerken, sollten Sie mit Ihrem Arzt hierüber sprechen.

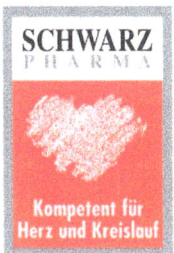

Fragen Sie Ihren Arzt oder Apotheker nach dem Service von Schwarz Pharma

Abb. 18a:
Das Prinzip der Ballondilatation:

1) Die rechte Herzkranzarterie zeigt eine Einengung(links).

2) Diese wird mit Hilfe eines über einen Katheter vorgeschobenen Ballons (rechts) aufgeweitet.

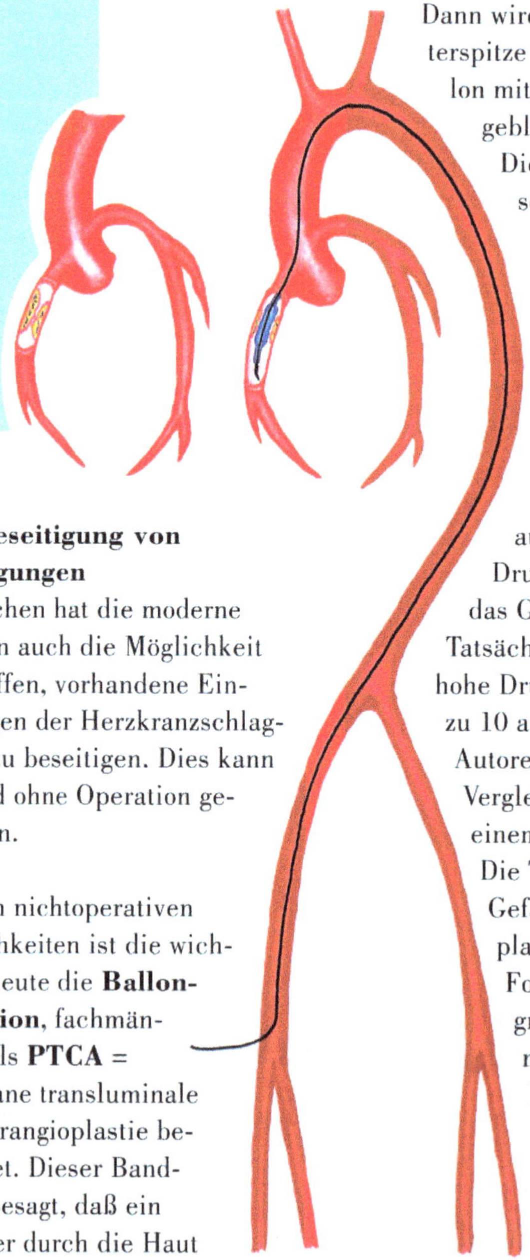

Die Beseitigung von Verengungen

Inzwischen hat die moderne Medizin auch die Möglichkeit geschaffen, vorhandene Einengungen der Herzkranzschlagadern zu beseitigen. Dies kann mit und ohne Operation geschehen.

Bei den nichtoperativen Möglichkeiten ist die wichtigste heute die **Ballondilatation**, fachmännisch als **PTCA** = perkutane transluminale Koronarangioplastie bezeichnet. Dieser Bandwurm besagt, daß ein Katheter durch die Haut über die Schlagadern bis zum Herzen vorgeschoben wird. Dann wird ein an der Katheterspitze vorhandener Ballon mit hohem Druck aufgeblasen (Abb. 18b). Dieser drückt gewissermaßen die einengenden Massen in die Gefäßwand zurück.

In diesem Zusammenhang tauchen immer wieder viele Fragen auf: Wie hoch ist der Druck? Warum platzt das Gefäß dabei nicht? Tatsächlich werden sehr hohe Druckwerte von bis zu 10 atü erreicht, Ihr Autoreifen steht zum Vergleich nur unter einem Druck von 2 atü! Die Tatsache, daß das Gefäß dabei nicht platzt, liegt in der Form des Ballons begründet, der einfach nicht weiter aufgeblasen werden kann. Trotzdem kann es dabei in seltenen Fällen passieren, daß sich ein Stück der Ablagerungen von der Wand löst, die Schlagader verschließt und so zum Herzinfarkt führt. Deshalb steht bei einer solchen Ballondilatation immer ein Herzchirurg in Bereitschaft, um im Notfall eingreifen zu können.

Der Patient muß aber auch wissen, daß eine solche aufgeweitete Stelle wieder zuwachsen kann. Dabei handelt es sich nicht um eine neue Gefäßverkalkung, sondern um eine Wundreaktion. Wie man von einer Hautwunde weiß, beginnt das verletzte Gewebe zu wachsen. Dieses Wachstumsgewebe kann in ungünstigen Fällen die Schlagader erneut verschließen. Das geschieht innerhalb des ersten halben Jahres, besonders häufig nach 4–12 Wochen. Wenn dies der Fall ist, so muß erneut aufgeweitet werden. Ist bei Ihnen also eine Ballondilatation vorgenommen worden, und innerhalb der ersten Wochen bzw. Monate treten wieder Beschwerden auf, sollten Sie auf keinen Fall abwarten, sondern sofort den Arzt aufsuchen, um mit ihm darüber zu sprechen.

Abb. 18b:
Der Vorgang der Aufweitung; vergrößert dargestellt

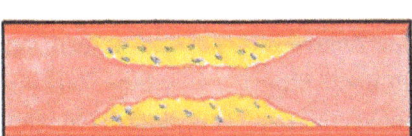

Die Engstelle

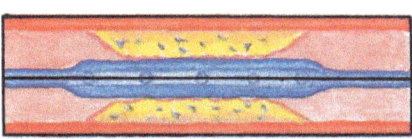

Der Katheter wird mit einem Ballon durch die Engstelle geschoben

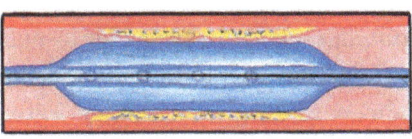

Der Ballon wird aufgeblasen

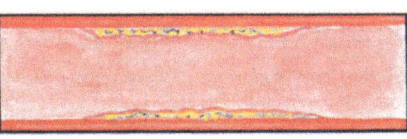

Die Engstelle ist beseitigt

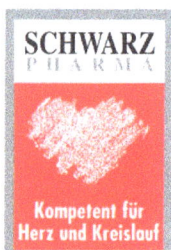

Inzwischen stehen noch andere Möglichkeiten zur Verfügung. Die wichtigste unter ihnen ist die **Rotablation**, bei der mit einem Bohrer mit sehr hoher Geschwindigkeit die Einengung weggefräst wird. Das Ausbohren eines Gefäßes mit Hilfe der **Lasertechnik** ruft in den Medien oft große Aufmerksamkeit hervor. In zahlreichen kardiologischen Zentren wird gewissermaßen noch experimentiert. Der Wissensstand der einzelnen Zentren ist unterschiedlich, man muß sich auf die Erfahrung des jeweiligen Zentrums verlassen. Das Neueste muß nicht immer das Beste sein.

Eine Möglichkeit, die sich inzwischen weitgehend durchgesetzt hat, ist der Einsatz eines sogenannten **Stents**. Dabei wird in die eingeengte Stelle ein kleines Drahtröhrchen eingepaßt, das verhindert, daß das Gefäß zuwächst. Man wird diese Methode durchführen, wenn von vornherein absehbar ist, daß eine Ballondilatation nicht zum Erfolg führt oder wenn es wiederholt zu Einengungen gekommen ist. Auch ein Stent kann zuwachsen, allerdings deutlich seltener als eine durch Ballondilatation geweitete Stelle.

Ist eine PTCA nicht möglich, so besteht als weitere Alternative die **Bypass-Operation** (Abb. 19). Die Bypass-Operation wird immer dann nötig, wenn eine Ballondilatation wegen zu vieler oder ungünstig gelegener Engstellen nicht möglich ist. Zu diesem Zweck wird ein Stück Vene aus dem Unterschenkel entnommen und unter Umgehung der Engstelle eine Verbindung zwischen der Hauptschlagader (Aorta) und der Herzkranzarterie geschaffen. Durch den hohen Druck in dem Blutgefäß wandelt sich dann im Laufe der Zeit das Bypass-Gefäß in eine Schlagader um. Eine weitere Möglichkeit besteht darin, eine Schlagader von der Brustwand zu lösen, die dort offensichtlich nicht gebraucht wird, die sogenannte **Arteria mammaria interna**, und diese mit einer Herzkranzarterie zu verbinden. Diese Technik ist zwar für den Chirurgen sehr aufwendig, bringt jedoch die besten Ergebnisse.

Die Bypass-Operation ist mit einem gewissen Risiko verbunden, abhängig von der Schwere der koronaren Herzkrankheit. Allgemein darf man aber davon ausgehen, daß das Risiko heute im Bereich von etwa 1 % liegt,

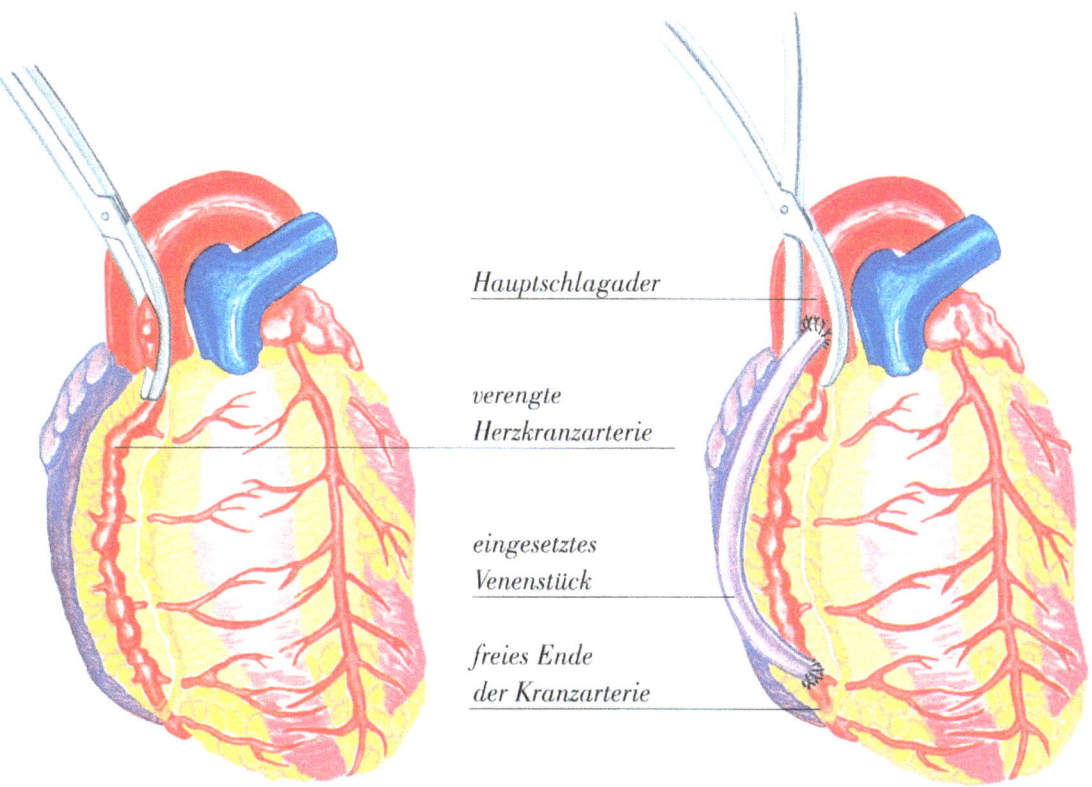

Hauptschlagader

verengte Herzkranzarterie

eingesetztes Venenstück

freies Ende der Kranzarterie

d.h., die Wahrscheinlichkeit, eine solche Operation unbeschadet und gesundheitlich verbessert zu überstehen, liegt bei 99 %! Man sollte also diese Möglichkeit, wenn sie notwendig ist und angeboten wird, unbedingt wahrnehmen. Auf der anderen Seite muß man wissen, daß auch eine Bypass-Operation keine Dauerlösung darstellt. Auch die eingesetzten neuen Gefäße können wieder „verkalken", d.h., auch an ihnen kann sich eine Arteriosklerose entwickeln. Unter heutigen Bedingungen kann man davon ausgehen, daß dies allerdings erst nach ca. 10 – 15 Jahren der Fall sein wird. Die Gefahr des Zuwachsens in der Frühphase, wie bei der Ballondilatation, besteht kaum. Um die Bypass-Gefäße zu erhalten, sollte jeder Patient einen persönlichen Beitrag leisten und die Risikofaktoren, die zu der Verengung geführt haben, beseitigen, soweit dies in seiner Macht steht.

Abb. 19:
Die Bypass-Operation
Die rechte Herzkranzarterie ist in ihrem Anfangsteil stark eingeengt (links). Sie wird durch ein Stück Vene überbrückt, das in die Hauptschlagader eingesetzt und mit dem unteren freien Ende der Kranzarterie verbunden wird (rechts).

 # Die Risikofaktoren und was man tun kann, um sie zu beseitigen

Raucher erleiden häufiger einen Herzinfarkt als Nichtraucher, Menschen mit erhöhtem Blutdruck häufiger als solche mit normalem Blutdruck. Es gibt aber auch Menschen mit normalem Blutdruck, die nicht rauchen und die einen Herzinfarkt durchmachen. Umgekehrt gibt es Menschen, die über Jahrzehnte hinweg täglich 40 Zigaretten rauchen und verschont bleiben.

Abb. 20:
Als wichtigste Risikofaktoren bei der Entwicklung eines Herzinfarktes gelten: Rauchen, erhöhte Blutfette und Bluthochdruck. Der Bewegungsmangel trägt zum Übergewicht und Bluthochdruck bei

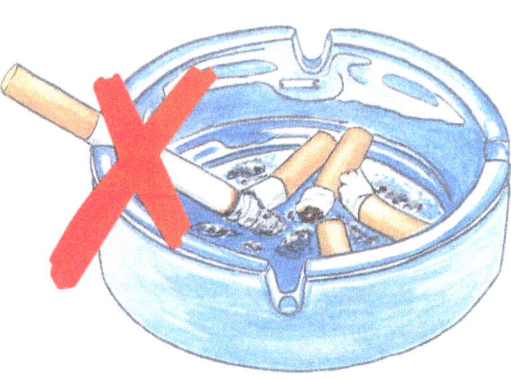

Offensichtlich sind weder das Rauchen noch der Bluthochdruck die **Ursache**, sondern sie sind Faktoren, die das Risiko einer solchen Erkrankung erhöhen.

Wir sprechen daher von **Risikofaktoren**. Es ist wichtig, diesen Unterschied zwischen Ursachen und Risikofaktoren zu verstehen. Inzwischen ist die Zahl der Faktoren, die die Wahrscheinlichkeit

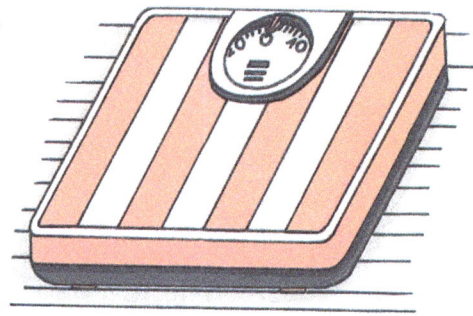

eines Herzinfarktes erhöhen, in der wissenschaftlichen Literatur bereits bei 300 angelangt! Wenn man alle diese Faktoren berücksichtigen will, so kann man nur noch ein Leben als Gesundheitsapostel führen. Das ist aber gar nicht notwendig. Viele dieser Faktoren kann man sowieso nicht ändern, oder sie sind nur von geringer Bedeutung. Fernsehen und Zeitungen berichten immer wieder von neuen Gesundheitsvorschriften, von Dingen, die man tun oder lassen sollte, für die es meist gar keine Beweise gibt. Gesundheit soll die Freude am Leben erhöhen und der Spaß am Leben darf nicht durch Ge- und Verbote eingeschränkt werden.

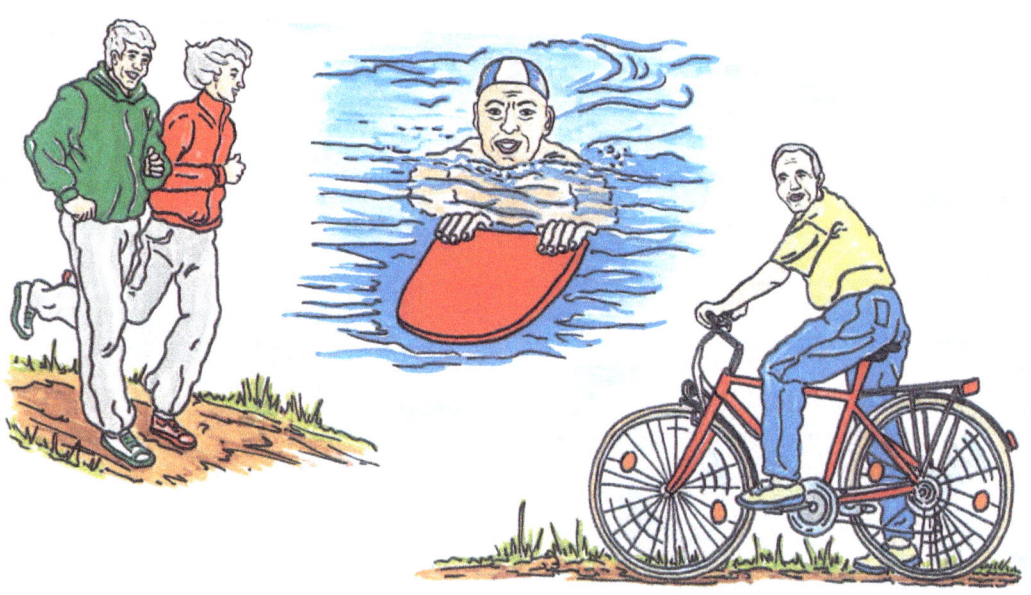

Gesundheitsbewußte Lebensführung verbessert die Lebensqualität. Die Zahl der wirklich wichtigen Risikofaktoren ist nur gering. Man sollte sich und seinen Arzt also ganz persönlich fragen, wo das individuelle Risiko liegt und nur diese Punkte beachten.

Regelmäßige Bewegung jeglicher Art beugt dem Herzinfarkt vor

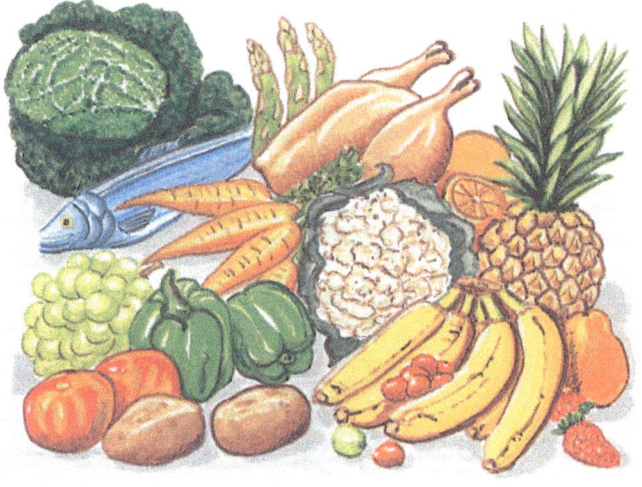

Eine gesunde, ausgewogene, fettreduzierte Ernährung senkt das Risiko von Herzerkrankungen

Kalorienverbrauch
Durchschnittswerte pro 10 Minuten Bewegung und Sport

	Kcal		Kcal
Kegeln	35	Gehen (4 km/h)	31
Wasserski	70	(6 km/h)	53
Tennis	80	Golf	40 – 55
Badminton	80	Radfahren (10 km/h)	28
Tischtennis	53	(20 km/h)	78
Bergsteigen	80	Schwimmen:	
Fechten	100	Brust (50 m/min)	113
Handball	140	Rücken (25 m/min)	70
Basketball	140	Kraul (50 m/min)	140
Fußball	230 – 280	Delphin (50 m/min)	143
Volleyball	73	Eishockey	200 – 270
Trampolin	140	Skilauf: Langlauf	
Ringen, Judo	140	(6 km/h)	112
Rudern (50 m/min je nach Boot)		(10 km/h)	151
	20 – 30	(14 km/h)	231
Kanu (125 m/min)	83	Abfahrtslauf - Schuß	87
Paddeln (125 m/min)	68	- Slalom	229
Tanzen: Foxtrott	60	Schlittschuhlauf	
Wiener Walzer	70	(12 km/h)	47
Rumba	70	(15 km/h)	62
Laufen (9 km/h)	100	(21 km/h)	104
(12 km/h)	114	Eiskunstlauf	
(15 km/h)	131	je nach Form	50 – 250

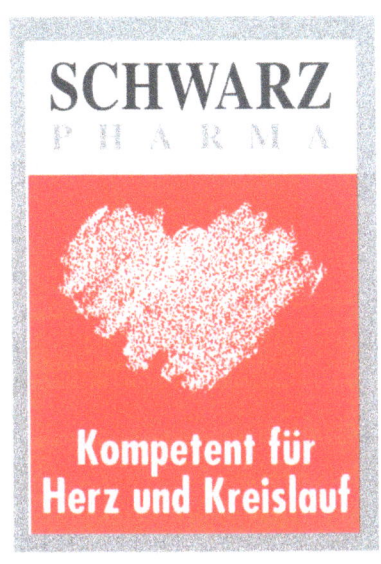

**Fragen Sie Ihren
Arzt oder Apotheker
nach dem Service von
Schwarz Pharma**

GPSR Compliance
The European Union's (EU) General Product Safety Regulation (GPSR) is a set of rules that requires consumer products to be safe and our obligations to ensure this.

If you have any concerns about our products, you can contact us on

ProductSafety@springernature.com

In case Publisher is established outside the EU, the EU authorized representative is:

Springer Nature Customer Service Center GmbH
Europaplatz 3
69115 Heidelberg, Germany